Beschreibung

eines

künstlichen Beines.

Von

Dr. M. Troschel.

Mit einer Kupfertafel.

(Aus Rust's Magazin Bd. LXI. Hft. 1. besonders abgedruckt.)

Berlin,
bei G. Reimer.
1843.

Das künstliche Bein, dessen Beschreibung ich zu geben vorhabe, befindet sich in der Sammlung chirurgischer Verbandstücke und Maschinen der Berliner Universität. Der Geheime Medicinalrath Kluge, welcher Aufseher jener Sammlung ist, hat die Gefälligkeit gehabt, mir das Bein zum Zwecke der Bekanntmachung auf einige Zeit zu überlassen.

In dem neulich von Fritze herausgegebenen Werke, welches eine Beschreibung sämmtlicher bisher bekannt gewordener künstlicher Hände und Füfse enthält, ist dieses Bein der Berliner Sammlung noch nicht zu finden, so dafs die folgenden Zeilen auch als eine Ausfüllung der Lücke des Fritze'schen Buches gelten können.

Vor einigen Jahren kam eine junge Engländerin nach Berlin, welcher in der Kindheit der linke Oberschenkel amputirt worden war, und welche, seit sie erwachsen war, ein künstliches Bein trug. Sie hatte dasselbe von dem Mechanikus Sandt in London für den hohen Preis von 50 Pfund Sterling anfertigen lassen, viele Jahre hindurch sich seiner mit gutem Nutzen bedient, und legte es nunmehr ab, weil es, wie es den Anschein hat, alt und gebrechlich zu werden begann, und sie den Wunsch hegte, ein noch leichteres Bein zu besitzen. Ein solches bestellte sie nun bei der bekannten Künstlerin Eichler in Berlin, und nachdem sie es empfangen, gab sie das alte Bein der Eichler mit in den Kauf: von der letzteren hat es Kluge für die Königliche Sammlung erstanden.

Das Sandt'sche Bein erscheint auf den ersten Anblick besonders zierlich: seine Formen sind nicht blos den Maafsen eines menschlichen Gliedes ganz entsprechend, sondern wahrhaft künstlerisch und einnehmend. Es ist in Betreff seines Gewichts nicht schwer zu nennen, denn es wiegt nicht mehr als $4\frac{1}{2}$ Pfund. Sein Mechanismus ist, wie sich aus dem Folgenden ergeben wird, einfach und sinnreich, und sein Gebrauch kann nicht mühsam gewesen sein, denn die innerlichen und äufserlichen Werke leisten dem Willen, der sie in Bewegung setzt, eine gute und rasche Folge, sie sind gefügig und wirken beinahe völlig geräuschlos. Dazu kommt noch die Dauerhaftigkeit, denn diese ist ebenso wie jene anderen guten Eigenschaften durch den langjährigen Gebrauch bewährt worden. Man bemerkt hin und wieder Splitter und kleine Brüche, die wieder angeleimt oder mit Schrauben festgemacht sind; aber obgleich das Ganze alt und stark gebraucht aussieht, zeigt es sich doch an keiner Stelle wankend oder klapperig. Es läfst sich ohne Mühe auseinandernehmen, und in seine Theile zerlegen, und eine Erneuerung einzelner Stücke kann weder kostbar noch schwierig gewesen sein. — Die Befestigung an den Stumpf ist nach den Grundsätzen geschehen, die in neuerer Zeit für diese Kunsthülfe als die besten gelten: der obere offene Raum des Oberschenkels ist weit, gar nicht gepolstert, der Rand fast unmerklich umgebogen und von verschiedener Höhe gemäfs seiner Anlage an die Stützpunkte des Beckens. Die Befestigungsmittel, an denen das Bein getragen worden, fehlen zwar, doch kann man vermuthen, dafs aufser einem Beckengurte auch Tragebänder mit Sprungfedern über beide Schultern geführt worden sind. Der Stumpf des Schenkels mufs nach jenen erwähnten Grundsätzen mit Binden stark umwickelt gewesen sein.

Auf der beigefügten Zeichnung sind die Maafse des ganzen Beines und seiner einzelnen Theile zu dem Viertheil der wirklichen Gröfse angegeben, nur die besonders abgebildeten Schrauben und die im Innern des Fufses befindliche Feder sind um die Hälfte kleiner abgebildet, als sie wirklich sind. Es versteht sich übrigens, dafs bei der Anfertigung eines jeden künstlichen Beines das andere gesunde Bein für Gestalt und Gröfse den Maafsstab abgeben mufs.

Figur 1.

Das ganze künstliche Bein von der linken oder äufseren Seite gesehen, bestehend aus dem Oberschenkel-, dem Unterschenkel-Stücke und dem Fufse.

a. und *b.* sind die ledernen Befestigungsriemen, welche in Fig. 2. u. 3. besonders dargestellt werden: sie sind mit vergoldeten Schrauben an dem oberen Theile des Schenkels befestigt.

c. Ein Paar lederne Bänder, die vermuthlich zum Halten der Strumpfhose, die das Bein bekleidete, gedient haben.

d. Ein verzinntes Blechschild, welches die Lücke zudeckt, in welcher die Sprungfederzüge liegen, die zu dem Kniescheiben-Riemen herablaufen: mit Schrauben an beiden Seiten befestigt.

e. Eine Lederplatte von halbkreisförmiger Gestalt: sie soll den oberen Rand der Blechplatte, damit er nicht die Kleider beschädige, zudecken.

f. Der breite lederne Riemen, der die Kniescheibe und deren Band ersetzt.

g. Der viereckige Kopf der Achse, um die sich das Hauptstück des Schienbeins dreht (siehe Fig. 7. *b.*).

h. Die Schraube, welche die drei Theile des Schienbeinstückes (Fig. 7. u. 9.) zusammenhält; sie ist Fig. 10. besonders dargestellt, läuft durch das Loch auf Fig. 9. *a.*, und endet in dem Queerbande auf Fig. 4. *b.*

k. Ein hölzerner Zapfen, am Wadenstücke des Schienbeines angeleimt, dient zur unteren Befestigung dieses Stückes an das Mittelstück des Schienbeines: er wird in den Raum eingeschoben, der in Fig. 7. mit *p.* bezeichnet ist. In Fig. 9. ist der Zapfen mit *b.* bezeichnet.

l. Eine sehr starke Sprungfeder, welche nicht länger ist, als sie äufserlich erscheint, und die Aufgabe hat die Ferse niederzudrücken: sie lehnt sich mit ihrem oberen Ende an das untere Ende der hinteren Fläche des Schienbeines, und enthält in ihrem inneren hohlen Raum den Stab (Fig. 7. *g.*), der die Achillessehne ersetzt.

m. Ist eine lederne Zunge, die mit ihrem oberen Ende am Schienbeine haftet, am unteren frei steht, ein Loch am Fufsgelenke zudeckt, und das zu starke Aufrichten des Fufses zugleich hemmt. Diese Zunge ist von drei Schrauben festgehalten: bei Fig. 7. ist sie mit *l.* bezeichnet.

n. Die Achse, um die sich der Fufs dreht, in Fig. 15. besonders dargestellt.

o. Der Kopf der Achse für die Fufsspitze, deren anderes Ende in Fig. 11. mit *c.* bezeichnet ist.

p. Ein hölzerner Pflock, der durch den Fufs geht, seine Festigkeit zu vergröfsern (vergl. dieserhalb Fig. 13.).

q. Die Schraube, welche die Spiralfeder im Innern des Fufses (Fig. 14.) festhält und durch deren Oeffnung (Fig. 14. a.) läuft. Sie ist Fig. 16. für sich abgebildet.

s. Ein Theil des Riemens, der in Fig. 7. mit *c.* und in Fig. 5. mit *b.* bezeichnet ist.

t. Die Fufsspitze oder das Zehenstück; vergl. Fig. 11. u. 13.

Die Stellung, in der das Bein in dieser Abbildung wiedergegeben ist, zeigt dasselbe im Zustande völliger Ruhe: es ist gestreckt bis auf die Fufsspitze, die gehoben erscheint.

Figur 2.

Ein Lederstück, welches mit seinem unteren breiten Rande am Oberschenkel durch sieben Schrauben befestigt ist; es ist dreieckig und läuft in zwei Riemen aus, die im spitzen Winkel gegeneinandergestellt sind, und Schnallen tragen. Dieses von der Vorderfläche des Schenkels aufsteigende Lederstück wird an einen Beckengürtel oder an Schultertragbänder festgeschnallt.

Figur 3.

Das an der hinteren Schenkelfläche aufsteigende Lederstück, welches aus drei Theilen besteht: der Theil *a.* wird an einen Beckengürtel festgenäht, den der Verstümmelte sich umgürtet. Der Theil *b.* ist mit dem Theil *a.* durch Darmsaiten verbunden, welche in Sprungfedern laufen: diese Federn sind innerhalb des Theiles *b.* befindlich. Derselbe Theil *b.* hat drei Knopflöcher zur Verbindung mit den Knöpfen des Theiles *c.* Der letztere ist gesteppt, denn er geht über die Hinterbacke, und der Mensch sitzt darauf; übrigens ist er durch sieben vergoldete Schrauben am Schenkel angeheftet.

Figur 4.

Der Oberschenkel und ein Theil des Schienbeines von vorn gesehen. Die Blechplatte (Fig. 1. *d.*) ist weggenommen, und man sieht zu beiden Seiten der Lücke die Ausschnitte und die Schraubenlöcher im Holze, wo die Platte mit ihren Seitenrändern gelegen hat.

a. Die drei langen Sprungfedern, welche Fig. 1. von einer ledernen Bekleidung, die den Oberschenkel in seiner oberen Hälfte überzieht, und von der Blechplatte bedeckt waren (jene lederne Bekleidung läfst ganz oben einen unbedeckten Holzrand frei, und erstreckt sich nach unten bis über die Hälfte der Länge des Oberschenkels). Die Sprungfedern sind oben mit ihren letzten Windungen an drei Haken eingehängt, unten sind die Windungen ringförmig durch das obere Ende des breiten Knieleders gezogen: sie dienen dazu, das Schienbein zu strecken, und halten den an der hinteren Fläche des Schenkels befestigten, im Inneren der Wade gelegenen Federn das Gleichgewicht.

b. Ein eisernes Band, in dem sich die Mutter der Schraube befindet, die Fig. 10. abgebildet ist (vergl. Fig. 1. *h.*).

c. Ein halbrundes Stück Kupferblech mit drei Schrauben, welches das Knieleder am Mittelstücke des Schienbeines festhält.

Figur 5.

Der Oberschenkel, von der inneren oder rechten Seite gesehen.

a. Ein Luftloch, führt in das Innere des Oberschenkels, und ist Fig. 6. *a*. deutlicher zn sehen.

b. Die beiden Enden des Riemens (hier unterhalb abgeschnitten gedacht), welcher in seinem Verlaufe nach unten die Beugung des Unterschenkels bewirkt: jene Enden sind befestigt, das eine an der Achse der Stellscheibe (siehe *c*.), das andere am Holze im Innern des Schenkels (vergl. Fig. 6.).

c. Eine Stellscheibe: die Zähne ihres Umfanges sind verdeckt durch eine viereckige eiserne Platte, welche jene Scheibe durchläfst bis auf diese Zähne. Die Achse dieses Stellrades geht innerhalb durch bis zur entgegengesetzten hölzernen Wand des Schenkels. Sie dient dazu den Riemen (*b*.) anzuspannen oder loszulassen.

d. Der Sperrhaken, welcher dazu dient das Stellrad festzuhalten, indem sein hinter der viereckigen Platte verborgenes Ende in dessen Zähne greift: durch Aufwärtsschieben des Hakens wird der Riemen (*b*.) losgelassen. — Es scheint, dafs der Gebrauch des Stellrades überhaupt nur darin bestanden hat, den allmälig sich dehnenden und verlängernden Riemen von Zeit zu Zeit fester zu spannen: alsdann mufste ein Schraubenzieher in die Spalte auf der Mitte der Stellscheibe gesetzt, und die Umdrehung vollzogen werden.

e) Das Loch, worein die Achse des Schienbeines (Fig. 1. *g.*) gehört.

Figur 6.

Darstellung der Kniekehle.

a. Das (Fig. 5. *a.*) erwähnte Luftloch für den hohlen Raum des Oberschenkels.

b. Die (Fig. 5. *b.*) erwähnten Stücke des Riemens, welcher in's Innere der Wade hineingeht: sie steigen aus zwei Löchern des unteren Theiles des Oberschenkels heraus, und durch den Spielraum zwischen Ober- und Unterschenkel ohne besondere Löcher in die Wade hinab.

c. Der obere, schmale und von hinten nach vorn abgerundete Theil des Mittelstücks des Schienbeines (vergl. Fig. 7. *a.*), welcher in den entsprechenden Einschnitt des Oberschenkels eingreift, und das Gelenk bildet.

Figur 7. und 8.

Das Haupt- oder Mittelstück des Schienbeines.

a. Der bereits (Fig. 6. *c.*) erwähnte obere Theil des Schienbeines von der Seite gesehen, welcher mit dem Oberschenkel verbunden wird durch eine Achse (Fig. 1. *g.* 5. *c.*).

b. Das Loch für die oben angedeutete Achse.

c. Der (Fig. 5. *b.* und 6. *b.*) erwähnte Riemen, welcher von beiden Seiten herablaufend durch die Oehse (*d.*) geht.

d. Die Oehse für die Aufnahme des von oben herabkommenden Riemens (vergl. *c.*).

e. Zwei aneinanderliegende, längliche, an die Oehse (*d.*) befestigte Lederstücke, deren jedes in drei röhrenartige Räume abgenäht ist; in diesen Räumen befinden sich Darmsaiten, von Sprungfedern gespannt. Die Enden der Darmsaiten sind unterhalb sämmtlich, also alle sechs, an dem Lederstück (*f.*) befestigt, und bewirken einen elastischen Zug.

f. Ein starkes, viereckiges, doppeltes Lederstück, welches jene Darmsaiten (bei *e.*) und den Ring der Stange (*g.*) hält und beide eben genannten Theile verbindet.

g. Eine starke eiserne Stange, welche recht eigentlich die Stelle der Achillessehne vertritt. Oben endet sie in eine Oehse oder einen Ring, um den das Lederstück (*f.*) genäht ist: sie ist ein wenig, ihrer Länge nach, hinterwärts gebogen, läuft durch einen hölzernen Kanal des Schienbeines, kommt am Fufsende desselben oberhalb der Knöchelgegend wieder heraus, ist alsdann von einer starken Sprungfeder (*h.*) umschlossen, und endet unten mit einer kleinen Oehse: diese Oehse greift in eine Doppel-Oehse des Fersentheiles am Fufse (s. Fig. 11. *e.* und 12. *b.*), und wird daselbst durch eine kleine Oehsenschraube befestigt.

h. Die grofse Sprungfeder, walche Fig. 1. *l.* beschrieben ist.

k. Der hohle Raum des Schienbeines, in welchem sich die (bei *d. e. f. g.*) geschilderten Gegenstände befinden. Er gestattet vermöge seiner Gröfse eine freie auf- und abwärts gehende Bewegung jener erwähnten Theile. Er wird durch zwei Seitenstücke geschlossen, von denen das eine, nämlich das innere oder rechte, Fig. 9. abgebildet ist (vergl. auch Fig. 1.).

l. Die (Fig. 1. *m.*) schon beschriebene Lederzunge.

m. Das untere Ende des Schienbeines, welches in den entsprechenden Ausschnitt des Fufses eingreift, und daselbst das Fufsgelenk bildet.

n. Ein kreuzförmiges, eingesetztes, härteres Stück Holz, um dem darin befindlichen Loche gröfsere Dauerhaftigkeit zu geben: dieses Loch nimmt die Achse des Fufses (Fig. 15.) auf.

o. Das mit Kupferblech beschlagene äufserste Ende des Schienbeines, welches durch diesen Beschlag dauerhafter gemacht wird.

p. Ein Ausschnitt für die Aufnahme des Zapfens, welcher sich an dem Seitenstück des Schienbeines befindet (s. Fig. 1. *k.* und 9. *b.*).

Figur 8. giebt von dem eben umständlich beschriebenen Mittelstücke in anderer Stellung ein Bild, um die Form desselben deutlicher zu machen. Der am untersten Ende sichtbare Schraubenkopf hat einer Schraube angehört, die lediglich zur Haltbarkeit angebracht war, weil hier das Holz eingerissen war.

Figur 9.

Innere Ansicht des rechten Seitenstückes des

Schienbeines, welches zum Verschlusse der Höhle in demselben dient (s. Fig. 7. *k.*). Es ist flach ausgehöhlt, theils der Leichtigkeit wegen, theils um den in diesem Raum enthaltenen Gegenständen Platz zu geben.

a. Das Loch zum Durchgange der Schraube (Fig. 1. *h.*), welche die drei Stücke des Schienbeines vereinigt.

b. Der (bei Fig. 1 *k.* und 7. *p.*) erwähnte Zapfen: er ist für sich bestehend und eingeleimt.

c. Ein kleines Loch zur Aufnahme einer Schraube des (Fig. 4. *b.*) beschriebenen Eisenbandes.

Figur 10.

Die Schraube, welche schon (Fig. 1. *h.*, 4. *b.* u. 9. *a.*) angeführt ist, und die Stücke des Schienbeines zusammenhält.

Figur 11.

Der Fuſs von der inneren oder rechten Seite gesehen, und zwar ist die Spitze niedergebogen, d. h. an den Boden angelegt, indem der Fuſs aufgestemmt, das ganze Bein fest auftretend gedacht wird. Im Inneren ist durch Umrisse die Lage der groſsen Feder und ihrer Riemen (Fig. 14.) angedeutet.

a. Die Spitze oder das Zehenstück; wenn dieses sich in der Ruhe befindet, so ist es gehoben, wie Fig. 1. *t.* zeigt. Diese Hebung wird bewirkt durch einen an der groſsen Feder (Fig. 14. *c.*) und an dem Zehenstücke befestigten Riemen (vergl. auch Fig. 13.).

b. Der Riemen (Fig. 14. *f.*), welcher die groſse

Feder mit dem untersten Ende des Schienbeines in Verbindung setzt: er ist hier losgelassen, und hängt deshalb ein wenig heraus (vergl. Fig. 13. *c.*).

c. Die Schrauben-Mutter, welche der Achse des Zehenstückes angehört (vergl. Fig. 1. *o.*).

d. Das Loch, in welches die Achse gehört, die Schienbein und Fufs vereinigt (s. Fig. 1. *n.* 7. *n.* und 15.).

e. Die beiden Oehsen, zwischen welche die eiserne Stange (Achillessehne) hineingehört (s. Fig. 7. *g.* und 12. *b.*): eine eigene kleine Schraube vereinigt diese Theile.

f. Der grofse Einschnitt für die Aufnahme des unteren Endes des Unterschenkels (s. Fig. 12. *a.*).

g. Ein kleiner queerlaufender Einschnitt, über welchem wahrscheinlich eine kleine Lederzunge gesessen hat, um das Scharnier der Fufsspitze zu bedecken.

Figur 12.

Der Fufs von hinten gesehen.

a. Der Einschnitt für die Aufnahme des Unterschenkels (Fig. 11. *f.*).

b. Die schon angeführten Oehsen (Fig. 11. *e.*).

c. Der äufsere Knöchel.

d. Der innere Knöchel.

Figur 13.

Die Sohle des Fufses, woran zu sehen ist die Lage der grofsen Spiralfeder und die Einfügung der Spitze. Der Fufs besteht also nach dieser Ansicht aus drei Stücken. — Der ganze Fufs ist übrigens mit Leder überklebt.

a. Das Hauptstück des Fufses: es besitzt zwei hier sichtbare grofse Ausschnitte, den einen mittleren für die Aufnahme der Feder, den anderen vorderen für das Zehenstück.

b. Die Fufsspitze, in der gehobenen Stellung, also im Zustande der Ruhe dargestellt (wie bei Fig. 1.).

c. Die grofse Spiralfeder (Fig. 14.): man sieht den Riemen (Fig. 14. *f.*), welcher von der Feder zu dem Schienbeine läuft, und an letzterem Orte mit zwei kleinen Schrauben befestigt ist; ferner die beiden Seitentheile dieser Feder.

d. Das lange viereckige Loch oder der Ausschnitt, in dem die Feder ruht.

e. Der Fortsatz der Fufsspitze, welcher in das Hauptstück eingefügt ist, und durch welchen die Achse geht: beim Auftreten mit dem Beine wird dieser Fortsatz eingeschoben, so dafs die Spitze sich senken, und den Boden flach berühren mufs. Er ist mit weichem Leder beklebt, um das Auftreten weniger hörbar zu machen.

f. Eine runde, flache Aushöhlung, theils der Leichtigkeit wegen angebracht, theils um das Ausgleiten zu verhüten.

Figur 14.

Die in dem Fufse gelegene Spiralfeder von ihrer äufseren oder linken Seite gesehen, wie der Fufs bei Fig. 1. steht. Ihre Theile sind folgende:

a. Ein walzenförmiges Stück von Holz, vermittelst einer queerdurchlaufenden Schraube oder Achse am Hauptstücke des Fuſses befestigt. Um diese Achse kann sich die Walze ungehindert bewegen.

b. Eine von den beiden seitlichen spiralförmig aufgewundenen Stahlfedern, deren inneres Ende in die obere Seitenfläche der hölzernen Walze eingelassen ist, und deren äuſseres Ende (*c.*) gegen das Hauptstück des Fuſses sich lediglich anlegt und stützt. Auf der anderen, hier nicht sichtbaren Seite der Walze befindet sich eine eben solche Feder: einige Windungen der letzteren und das äuſsere Ende sind indessen zu sehen. Wenn also in dem Früheren von einer Feder die Rede gewesen ist, so sind diese beiden Federn nebst der hölzernen Walze, an der sie sitzen, gemeint gewesen, da sie gleichzeitig und gleichmäſsig wie eine einzige Feder wirken. Ihre Wirkung ergiebt sich übrigens aus der folgenden Beschreibung der drei Zugriemen.

c. Die schon angeführten äuſseren Enden der seitlichen Stahlfedern (siehe *b.*).

d. Ein starker Riemen von der Breite eines Zolles, welcher an der Federwalze befestigt ist, und sich an das untere Ende des Unterschenkels da ansetzt, wo der Vorsprung dicht unter der Lederzunge zu sehen ist (vergl. Fig. 7. unterhalb *l.*).

e. Ein gleicher Riemen, von der Walze auslaufend, der sich an den Fortsatz des Zehenstücks des Fufses im Inneren ansetzt, und indem er diesen anzieht, die Fufsspitze hebt.

f. Der dritte ebenso-gestaltete, etwas längere Riemen; er geht von der hölzernen Walze an das untere Ende des Schienbeines (bei *n.* in Fig. 7.). Dieser Riemen schlägt sich nämlich aufwärts zwischen die beiden äufseren Enden der seitlichen Stahlfedern hindurch, und streicht an der mit Kupfer beschlagenen, abwärts schauenden Fläche des äufsersten Schienbein-Endes hin. — Die beiden Riemen *d.* und *f.* haben die Bestimmung, die um ihre Achse bewegliche Federwalze in der ihr zukommenden Lage zu erhalten, so dafs die Federn alsdann ihren Zweck erfüllen, nämlich die Fufsspitze mittelst des Riemens *c.* heben können.

Figur 15.

Die Achse, um die sich der Fufs im Fufsgelenke dreht. Sie besteht aus einem hohlen Cylinder, der an einem Ende durch eine länglich-viereckige Platte geschlossen ist; an dem anderen offenen Ende nimmt er die Schraube auf (vergl. Fig. 1. *n.* 7. *n.* u. 11. *d.*).

Figur 16.

Die Achse der grofsen Spiralfeder im Inneren des Fufses (vergl. Fig. 1., 9. und 14. *a.*).

Es verdient schliefslich bemerkt zu werden, dafs, wenn das ganze Bein nach vorn gerichtet, also mit Hülfe der Flexion des Hüftgelenkes in die Höhe gehoben wird, der Unterschenkel durch seine eigene Schwere herabsinkt, und das Knie eine mäſsige Beugung erleidet, indem eben durch jenes Gewicht des Unterschenkels die Federn des Kniescheiben-Leders einigermaaſsen überwunden werden: eine Vorrichtung, welche besonders keim Niedersitzen auf einen Stuhl zu Statten kommen muſs, aber auch beim Schreiten von Belang ist.

2

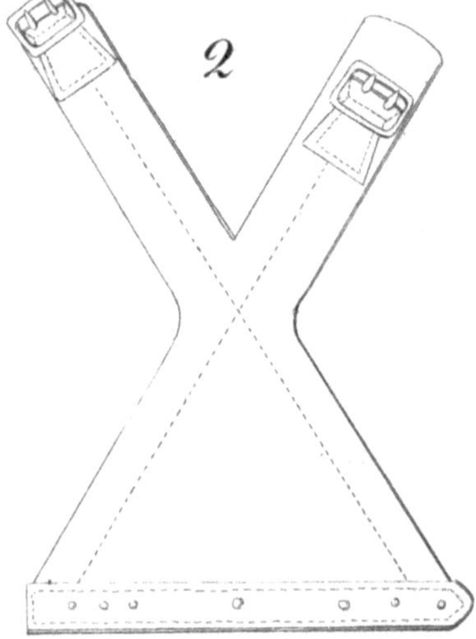

4

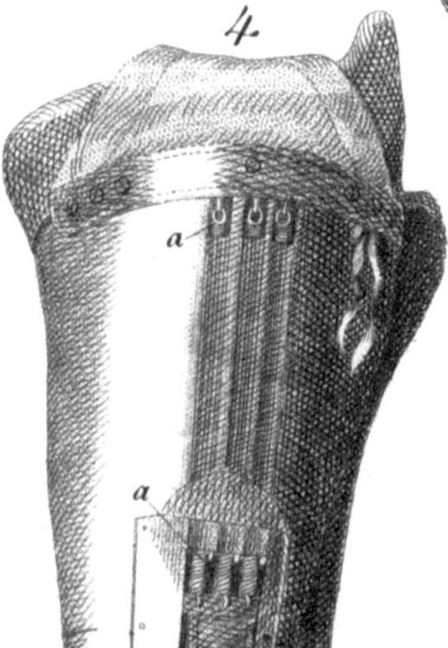

5

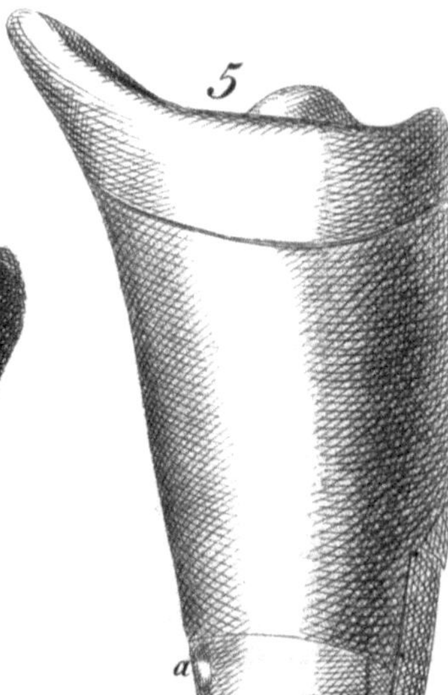

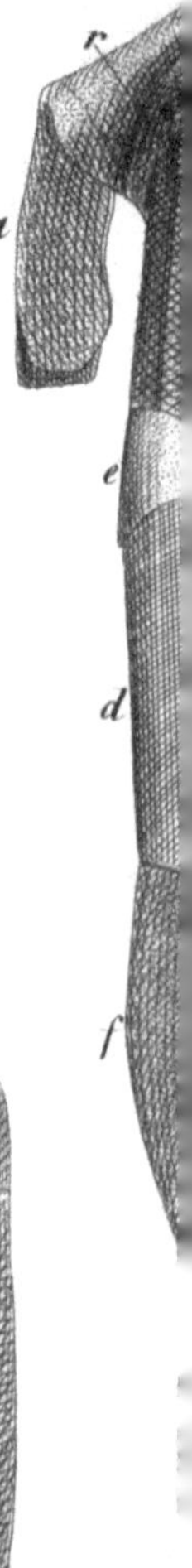

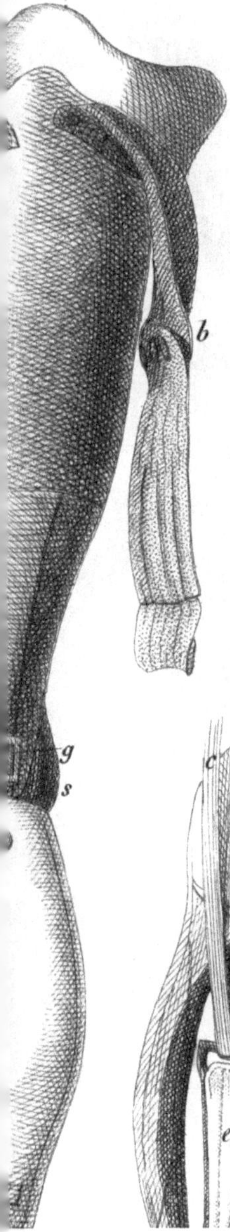

3

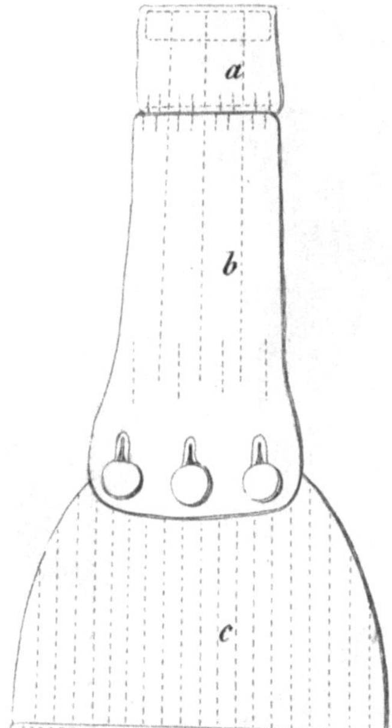

7

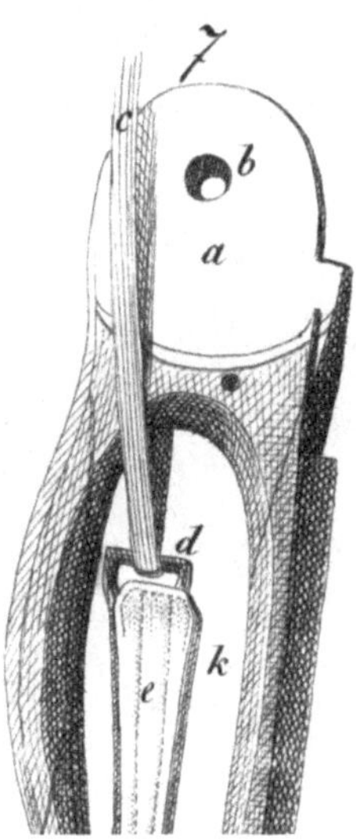

8

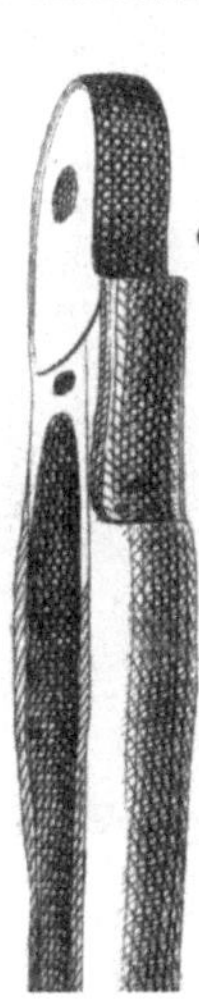

9

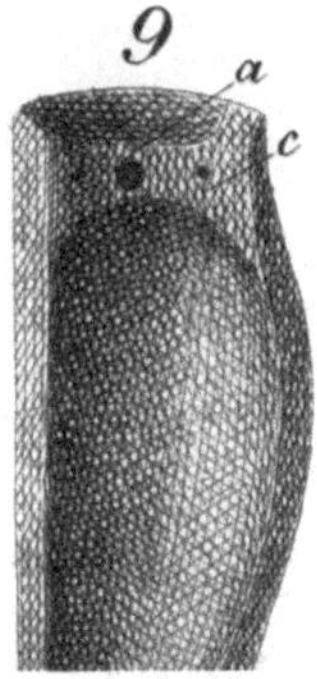

10

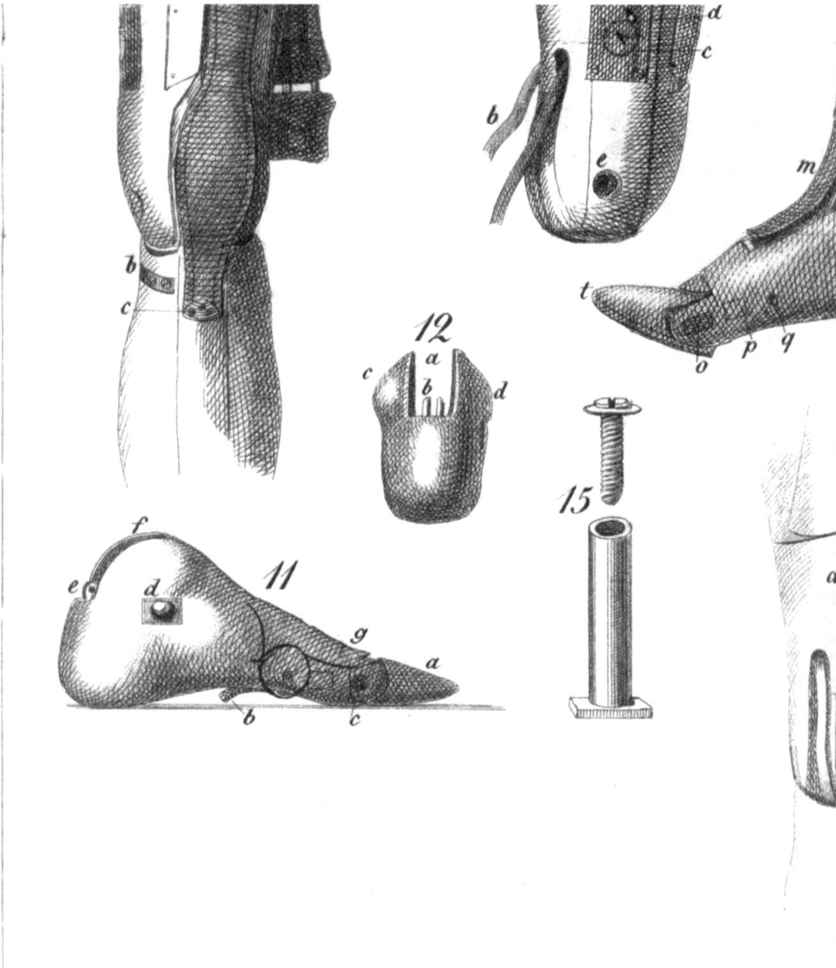

Künstliches Bein des

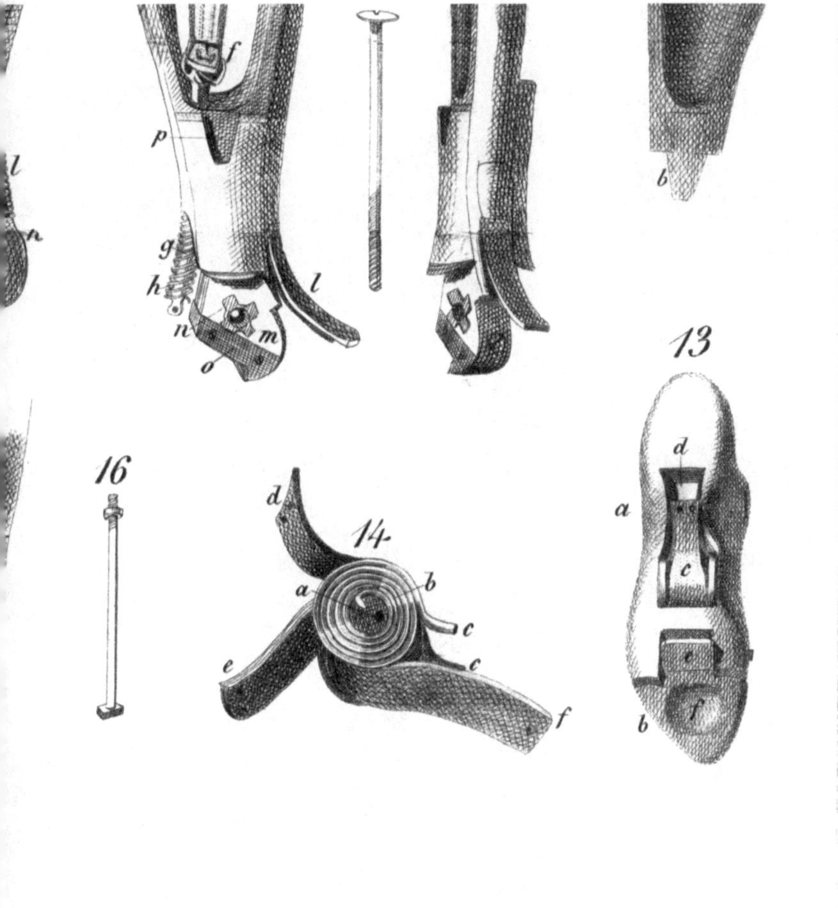

·nicus Sandt in London.